# LES
# SUGGESTIONS HYPNOTIQUES

## UNE LACUNE DANS LA LOI

PAR

## FRÉDÉRIC DELACROIX

CONSEILLER A LA COUR D'APPEL DE BESANÇON

Prix : 1 fr. 25 cent.

## PARIS

LIBRAIRIE MARESCQ AINÉ

CHEVALIER-MARESCQ ET Cie, ÉDITEURS

20, RUE SOUFFLOT, 20

1887

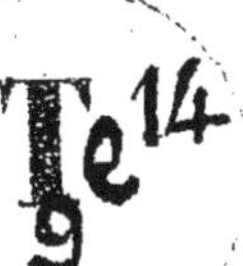

# LES
# SUGGESTIONS HYPNOTIQUES

## UNE LACUNE DANS LA LOI

PAR

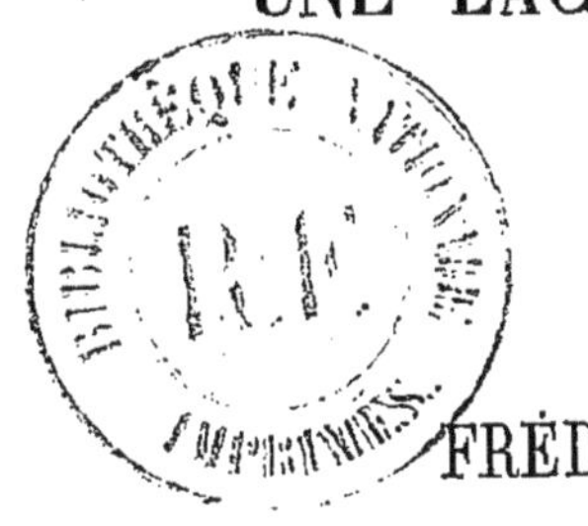

### FRÉDÉRIC DELACROIX

CONSEILLER A LA COUR D'APPEL DE BESANÇON

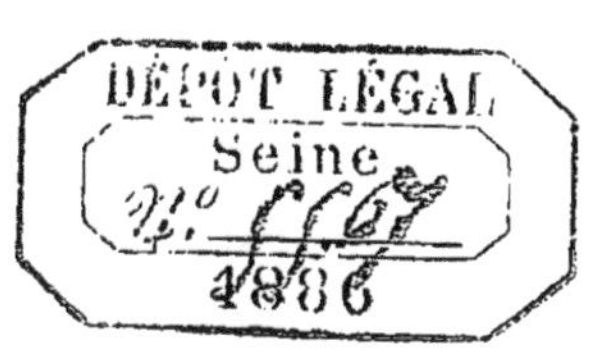

## PARIS

**LIBRAIRIE MARESCQ AINÉ**

**CHEVALIER-MARESCQ ET C$^{ie}$, ÉDITEURS**

20, RUE SOUFFLOT, 20

1887

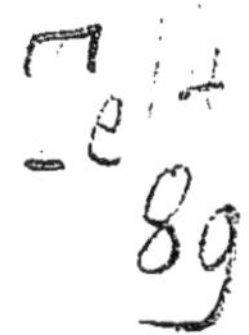

LES

# SUGGESTIONS HYPNOTIQUES

## UNE LACUNE DANS LA LOI

---

## I

C'est à James Braid, chirurgien à Manchester, que revient l'honneur d'avoir dégagé de l'ensemble complexe, empirique, toujours grossier et souvent ridicule des pratiques du mesmérisme, les quelques faits vraiment scientifiques qui y étaient contenus et comme enfouis sous les allures d'un charlatanisme éhonté.

Le premier, il prouva que l'action produite sur le patient est purement subjective; qu'il n'y a nul besoin d'admettre aucune transmission de fluide vital, de force nerveuse ou de tout autre agent, de la part de l'opérateur; que la fixation prolongée du regard sur un objet brillant met, plus ou moins promptement, un certain nombre de personnes dans un sommeil profond, présentant tous les caractères habituels du magnétisme animal; que, dans cet état, les idées suggérées à l'hypnotisé prennent tous les caractères de la réalité objective, et qu'on peut ainsi produire à volonté, non seulement des modifications physiologiques de l'organisme, mais encore des illusions des sens, des hallucinations, des modifications dans les pensées et les sentiments, etc.'.

Les travaux d'Azam, de Charcot, de Voisin et de l'école de la Salpêtrière, ceux de Bernheim, de Beaunis, de Liébault et de l'école de Nancy, ont donné à l'étude de ces faits une base vraiment scientifique et expérimentale, et vulgarisé la connaissance des singuliers phénomènes développés au cours des pratiques de l'hypnotisme. Le nombre des expériences rigoureusement contrôlées, la précision et la sûreté des résultats obtenus, ne permettent plus d'émettre un doute sur la réalité des faits hypnotiques; l'interprétation physiologique seule en est encore incertaine. L'hypnotisme fait aujourd'hui partie des études médicales officielles et classiques.

Tout le monde reconnaît qu'on peut, par certains procédés, développer chez quelques personnes un état de somnambulisme artificiel analogue au somnambulisme naturel, et qu'en cet état elles sont accessibles à toutes sortes d'hallucinations et de suggestions.

A côté du sommeil naturel, physiologique, il y a un sommeil non naturel, pathologique, qui comprend les trois états suivants :

1° *La léthargie*, lorsque la torpeur du sommeil envahit non seulement les fonctions de relation, mais aussi les fonctions organiques, au lieu de se contenter de les ralentir;

2° *La catalepsie*, quand l'activité nerveuse se localise au centre de la mobilité, laissant tous les autres sens dans une stupeur complète;

---

1. *Neurypnologie*, traité du sommeil nerveux ou hypnotisme, par James Braid, traduit de l'anglais par le docteur Jules Simon, Paris, 1883.

3° *Le somnambulisme avec toutes ses variétés*, lorsque l'activité cérébrale, anormalement surexcitée, réagit sur les fonctions de relation et les réveille en partie.

A côté de ces trois sommeils, non naturels, il en existe un quatrième, que l'on pourrait appeler expérimental ou *provoqué*, lequel peut comprendre successivement l'un ou l'autre ou l'un et l'autre de ces états, mais surtout le dernier.

Ces divers états produisent des phénomènes différents.

D'après M. Charcot, la léthargie se prête peu ou point à la suggestion ; dans la catalepsie on peut suggérer des mouvements ; le somnambulisme se prête seul à toutes les suggestions.

Le somnambulisme est un trouble fonctionnel de l'ensemble du système nerveux, mais plus particulièrement du système nerveux de la vie de relation, caractérisé essentiellement par la diminution de la conscience, et, par suite, de la volonté, puis accessoiremement, par la disparition progressive des fonctions de relation.

Le somnambulisme expérimental n'est provoqué qu'à la condition de passer d'abord par cet état névropathique artificiellement créé, s'il n'existe déjà chez le sujet.

L'éminent physiologiste Brown-Sequard a prouvé par nombre d'expériences démonstratives et convaincantes que le système nerveux, quand il a subi une stimulation extérieure, peut être *excité* ou *paralysé*. En excitant un nerf, on provoque un mouvement. C'est là le cas le plus général ; mais, dans certaines conditions spéciales, l'excitation nerveuse peut, au lieu de produire un mouvement, arrêter ce mouvement, soit directement, soit par voie réflexe, de telle sorte que le système nerveux est un appareil tantôt *d'excitation* et tantôt *d'inhibition* ou d'arrêt. D'après cette théorie de l'inhibition, généralement admise aujourd'hui, c'est en surexcitant, en fatiguant par des manœuvres spéciales (concentration de l'attention et du regard sur un point donné) une portion de l'encéphale, présidant à l'une des fonctions cérébrales, que l'on détermine un arrêt compensateur dans les autres portions du cerveau.

On ne peut arriver à ce résultat qu'en surexcitant le système nerveux chez les névropathes, comme les hystériques, ou en créant, au préalable, un état névropathique au moins passager chez les personnes saines, hypnotisables, car il est aujourd'hui reconnu que bon nombre de personnes d'ailleurs parfaitement saines peuvent être mises en état de somnambulisme.

Le sommeil provoqué est donc un sommeil essentiellement pathologique, et les pratiques par lesquelles on l'obtient ne devraient pas sortir du domaine de la science et de la médecine. Abandonnées au premier venu, à des gens sans mandat, sans expérience et sans scrupule, elles pourraient avoir d'effroyables conséquences.

Il n'est pas difficile de démontrer les inconvénients et les dangers qu'elles pourraient présenter au point de vue de la santé, de la morale et de la sécurité publiques.

## II

L'hypnotisation produit chez les personnes qui y sont soumises un trouble morbide qui s'aggrave avec la multiplicité des séances.

Pau de Saint-Martin a signalé depuis longtemps chez les somnambules l'accélération du pouls et de la respiration, la diminution de la tension vasculaire et l'existence de sueurs abondantes, ayant principalement pour siège les mains et les aisselles; tous ces phénomènes auxquels il faut joindre une sensation subjective, tantôt de chaleur et tantôt de froid, ont été récemment étudiés par Heidenhain. Cet observateur a vu chez un somnambule le chiffre des mouvements respiratoires atteindre 48 par minute.

Ces divers symptômes suffiraient seuls déjà à prouver à quel point ce sommeil non naturel bouleverse l'ensemble des fonctions physiologiques des sujets, ce qui ne se fait jamais impunément. Mais les conditions qui déterminent l'hypnose agissent surtout sur le système nerveux. Le perfectionnement même des sujets prouve les progrès que fait leur impressionnabilité, leur nervosisme sous l'influence des crises provoquées et travaillées. Il suffit de voir le visage défait, bouleversé, l'attitude hébétée des sujets qui viennent d'être soumis aux pratiques de l'hypnotisme, pour comprendre à quel ébranlement nerveux ils ont été exposés,

« On aurait tort, dit Barth [1], de considérer le sommeil nerveux provoqué comme un phénomène physiologique ; c'est une maladie artificielle, et une maladie qui s'aggrave par la récidive. »

Fonssagrives dit de même : « que c'est une hystérie artificielle et temporaire [2]. » On peut appliquer à l'hypnotisme ce que Legrand du Saulle dit du somnambulisme naturel : « La surexcitation nerveuse qui se rencontre dans l'état du somnambulisme atteint quelquefois un tel apogée que les fonctions de la physiologie sont dépassées, que les sujets entrent de plain pied dans le domaine de la pathologie. Il arrive d'ailleurs très fréquemment que le somnambule sera affecté d'hypocondrie, d'hystérie, de catalepsie, de névropathisme avec anesthésie [3].

M. Grasset, professeur à la faculté de médecine de Montpellier, va plus loin. Il affirme que l'irritation nerveuse produite par l'hypnotisme peut conduire à la folie. Voici avec quelle précision et quelle netteté il s'exprime :

« Tout le monde sait qu'en répétant les séances du sommeil provoqué sur une même personne, on réussit de mieux en mieux, on perfectionne le patient, on en fait un sujet de plus en plus parfait. Si donc vous prenez un individu bien portant, seulement disposé à l'hypnotisme, susceptible d'être endormi, et si vous l'endormez une série de fois, d'un simple nerveux vous en ferez un névrosique, puis un hystérique, quelquefois même un aliéné.

1. *Thèse d'agrégation*, 1886, p. 141.
2. *Traité de matière médicale*, p. 99.
3. *Traité de médecine médico-légale*, p. 829.

« Ce dernier mot n'est pas trop fort. Je soigne actuellement un jeune homme qui est devenu aliéné à la suite de nombreuses séances d'hypnotisme instituées par lui et sur lui lors du passage de Verbeck à Montpellier [1]. »

Il suffit d'étudier certains phénomènes du sommeil provoqué pour comprendre le trouble nerveux qui peut en résulter. L'excitation des facultés intellectuelles et des sentiments affectifs est remarquable dans l'accès somnambulique. L'exaltation se remarque surtout chez les femmes. — « Rien n'est plus facile, dit M. Charles Richet [2], que de les faire pleurer : il suffit de leur parler d'un sujet triste. Alors même que l'histoire racontée ne devrait les intéresser que médiocrement, elles se mettent à gémir, puis à verser d'abondantes larmes et à sangloter. Il n'est même pas rare de voir survenir une excitation nerveuse qu'il faut calmer le plus vite possible en leur faisant imaginer des tableaux agréables. Cette sensibilité pour les malheurs d'autrui, ces attendrissements exagérés peuvent être comparés à ceux qu'éprouvent les individus qui commencent à s'énivrer. Parfois aussi les sentiments joyeux et admiratifs sont poussés à l'excès, la poésie, la musique surtout produisent une véritable extase, et l'on ne peut oublier ce spectacle dès qu'on a une fois assisté à la mimique merveilleuse qu'elles déploient. Très souvent ces mouvements d'admiration sont traversés par des colères enfantines, des antipathies inexpliquées et des sympathies plus bizarres encore. Parfois elles raillent, et non sans esprit ; elles rient beau-

---

1. *Semaine médicale*, 19 mai 1866, p. 205.
2. *Les Démoniaques d'aujourd'hui*, *Revue des Deux-Mondes*, 1880, p. 368.

coup des plaisanteries qu'elles font, et leurs rires comme leurs larmes, se terminent par une étrange surexcitation. »

Chez beaucoup de sujets le somnambulisme s'accompagne non seulement d'une exagération des sentiments affectifs, mais encore d'une excitation des mauvais instincts, ainsi que nous le verrons plus tard.

On peut déterminer aussi chez le sujet des conceptions délirantes, une sorte de folie qui se prolonge jusqu'au réveil. On peut lui suggérer la perte de son nom, de son identité, de sa personnalité et même de son individualité. On changera son sexe. On le transformera en une autre personne. On pourra même lui faire croire qu'il n'est plus un être humain, mais un animal quelconque, ou bien qu'il est en verre, en caoutchouc, etc., et développer chez lui un délire systématisé à cette idée.

Le sentiment du moi, la conscience est plus ou moins obscurcie. Quelquefois, l'hypnotisé parle de lui-même à la troisième personne, comme s'il s'agissait d'un étranger. Il méconnaît les voix qui lui sont les plus familières et les attribue à des personnes imaginaires ou depuis longtemps oubliées. D'autres fois, il n'a pas conscience de sa situation, et au milieu de son sommeil provoqué il refuse énergiquement de se laisser endormir. On présentera à l'hypnotisé des objets imaginaires, fleurs, aliments, boissons, etc., qu'il sentira, mangera, ingurgitera en manifestant des réactions en rapport avec les prétendues impressions perçues.

Ainsi, en lui persuadant qu'il prise du tabac, on le verra éternuer plusieurs fois ; en lui faisant avaler quelques verres d'eau-de-vie imaginaires, on le verra tituber comme une personne ivre.

Vous lui dites qu'il est dans un beau jardin, il prend une physionomie heureuse, se baisse, cueille des fleurs et en respire le parfum avec délices. Vous lui signalez une chenille ou une limace, il fait une grimace et un geste de dégoût.

Il respirera sans sourciller de l'ammoniaque liquide si vous lui dites que c'est de l'eau, et il suffoquera si on place sous son nez un flacon d'eau claire, en lui disant que c'est de l'ammoniaque. On pourra de même produire une illusion du goût, donner à un morceau de sucre une saveur amère, à l'eau simple un goût de vinaigre, à du sulfate de quinine une saveur sucrée. M. Richet a souvent fait boire à ses malades de l'hôpital Beaujon de l'eau, de l'huile, des matières d'un gout détestable en leur suggérant que ces boissons étaient des liqueurs délicieuses.

Toutes sortes d'inconvénients peuvent résulter de ces expériences, que l'on se plaît à répéter d'une manière en quelque sorte indéfinie et sans utilité réelle. Maintes fois, on a déterminé de réelles indigestions, avec phénomènes nerveux accentués, convulsions partielles, syncopes, coma, etc. On a donné le mal de mer à une jeune Américaine en lui disant qu'elle s'embarquait pour retourner dans son pays. M. Ch. Richet, en faisant une expérience sur un très bon sujet somnambulique, crut un instant qu'elle avait coûté la vie à celui-ci. « J'essayai, dit-il, de provoquer, ce qui était très aisé, une hallucination en disant à la patiente : « Vous avez le bras coupé, tenez, regardez, voici du sang qui coule. » Alors aussitôt, elle tombe par terre, sans mouvement, sans respiration, les battements du cœur s'étaient arrêtés. Toute vie était suspendue, et, à ma grande épouvante, pendant une demi-minute, cette syncope persista, sans laisser d'ailleurs aucune trace et sans qu'elle ait jamais su l'accident qu'elle avait subi[1]. »

Chez certains sujets, on peut, par suggestion aller jusqu'à provoquer des hémorrhagies et des stigmates sanglants. Le docteur Bourru (de Belfort) traça un jour, avec un stylet *mousse*, un nom quelconque sur l'avant-bras de l'un de ces curieux sujets ; puis il lui dit, une fois plongé en somnambulisme : « A quatre heures, tu t'endormiras et saigneras sur les lignes tracées ; le nom sera ainsi écrit en lettres de sang. » A quatre heures, en effet, les lettres se dessinaient en un relief rouge très vif, et trois mois après elles étaient encore visibles.

Si l'on fait voir à l'hypnotisé une vipère, un lion, un précipice, il donne des marques de la plus vive terreur. On pourrait suggérer des frayeurs qui tuent. On sait qu'on peut mourir de peur. M. Ch. Richet en cite plusieurs exemples. M. Liégeois pense qu'on pourrait avec une hallucination tuer aussi sûrement qu'avec un poignard. Si je disais, écrit-il, à telle ou telle personne : « Vous avez tué ; on va vous juger et vous condamner ; » elle le croirait ; je la conduirais par la pensée devant le magistrat, en prison, devant la cour d'assises ; elle assisterait aux débats, s'entendrait condamner à mort. Ramenée à la maison d'arrêt, elle se verrait bientôt condamner au supplice, saisie par le bourreau ou par ses aides ; elle sentirait sur son cou le tranchet d'acier. Je n'oserais affirmer que chez certaines organisations très impressionnables, la mort ne serait pas le dénouement d'une telle scène[2]. »

1. Ch. Richet. *La Peur, Revue des Deux-Mondes*, 1er juillet 1886, p. 74 et suiv.

2. *De la suggestion hypnotique dans ses rapports avec le droit civil et le droit criminel*, p. 193.

On voit que de semblables pratiques sont loin d'être inoffensives, sans parler du trouble que le spectacle de ces étranges phénomènes peut jeter dans les intelligences bornées.

Des faits récents nous en fournissent la preuve.

Les séances et représentations d'hypnotisme données en Italie par Donato, en 1886, ont eu (les rapports officiels le constatent), des conséquences regrettables.

A Turin, un lieutenant d'artillerie tomba dans une sorte d'extase. Lorsqu'il voyait une lumière ou un objet brillant, il courait au devant comme fasciné. Un soir, sans le capitaine de sa batterie qui le retint, il se faisait écraser par les chevaux d'un landau, dont les lanternes étaient éclairées. Une attaque de convulsion s'ensuivit. A Turin, un hypnotisé fut frappé d'épilepsie; un autre d'aliénation mentale. Un professeur de l'Institut technique a déclaré qu'un changement profond s'était produit chez tous ses élèves hypnotisés.

A la suite des énergiques protestations de la presse italienne, du corps médical, et surtout de l'illustre professeur aliéniste Lombroso, le questeur de Milan demanda un rapport au conseil sanitaire. En voici les conclusions : « Le conseil, laissant non jugée la question de la valeur expérimentale des phénomènes hypnotiques provoqués dans un spectacle public par le sieur Donato, mais tenant compte des perturbations observées dans les conditions névropsychiques non seulement des personnes sur lesquelles le sieur Donato a exercé ce qu'il appelle sa fascination, mais encore sur plusieurs personnes simples spectatrices, demande que les expériences du sieur Donato, des magnétiseurs ou soi-disant fascinateurs soient interdites sur les théâtres ou dans un lieu public.»

S'appuyant sur cette délibération, le questeur fit fermer, le 2 juin 1886, le théâtre Philharmonique où Donato donnait ses représentations.

Les expériences publiques de Donato, autorisées à Paris, avaient déjà été interdites à Vienne, précisément à la suite de troubles nerveux constatés chez les sujets hypnotisés.

## III

On ne manquera pas d'invoquer, en regard de ces dangers trop réels, les services encore à peine établis que peut rendre l'hypnotisme utilisé comme moyen thérapeutique.

Nous allons voir que, sur ce point encore, de l'avis des médecins eux-mêmes, les pratiques de l'hypnotisme, entre leurs propres mains, ne sont pas toujours sans danger.

On a cru pouvoir fonder sur les phénomènes du somnambulisme artificiel un système de médications suggestives, qui compte un certain nombre d'adeptes et fait tous les jours de nouveaux progrès. Braid en est le fondateur[1]; Giraud-Teulon, Demarquay, Strohl, Bénédickt et d'autres observateurs ont obtenu par cette méthode d'excellents résultats. M. Bottey dit qu'il a eu l'occasion d'en constater maintes fois les bons effets dans les cas de

---

1. *Neurypnologie*, etc., 1843, édition française, 1883.

migraine, de gastralgie et d'autres affections purement nerveuses. Dans un cas de paralysie hystérique, il a pu, en hypnotisant fréquemment la malade, combattre l'atrophie, qui aurait forcément envahi les membres paralysés. Dans l'hystérie (peut-être également dans l'épilepsie), nous sommes arrivé, dit-il, à cette conviction, à la suite de nombreuses observations personnelles, que les attaques sont notablement diminuées tant dans leur nombre que dans leur intensité, comme si l'état hypnotique servait de décharge et pour ainsi dire de soupape de sûreté à la force nerveuse [1].

M. Décourtis dit également qu'il a vu de différents côtés, et en particulier dans le service de M. Luys, des cas de paralysie hystérique, de contracture, de névralgie, d'aphonie, que l'hypnotisme avait fait disparaître. C'était surtout par la suggestion qu'il agissait [2].

M. Pau de Saint-Martin a guéri des accès de catalepsie spontanée chez un malade en provoquant l'état hypnotique.

M. Bernheim rapporte soixante-et-onze observations de maladies guéries ou améliorées par suggestions hypnotiques [3].

M. Voisin a appliqué avec succès la même médication au traitement de l'hystérie et de la folie. Déjà, le 30 juin 1884, il communiquait à la Société médico-psychologique l'observation curieuse d'une aliénée hypnotisable, et il pensait qu'il serait possible de tirer parti des suggestions que l'on peut donner à cette variété de malades hypnotisables, pour amener du calme, pour

1. *Magnétisme animal*, p. 158-159.
2. *Revue de l'encéphale*, 1885, p. 156.
3. Ouvrage édité chez Octave Douin, 1866.

diminuer l'excitation psychosensorielle et pour donner à la pensée une direction morale et intellectuelle déterminée.

Au mois d'août 1885, il a présenté au congrès de l'Association française, à Grenoble, un intéressant travail où sont relatés les résultats obtenus chez divers aliénés et nerveux atteints de délire partiel ou d'excitation maniaque[1].

Enfin, tout dernièrement, il a publié[2] une leçon avec trois observations, à la fin de laquelle il insiste, comme conclusions, sur la rapidité dans la disparition des hallucinations et du délire chez les aliénés que l'on peut hypnotiser.

M. Grasset rapporte, dans la *Semaine médicale* (19 mai 1886), un résultat curieux qu'il a obtenu par suggestion.

Parmi les phénomènes qui s'étaient manifestés chez une hystérique, qu'il observait depuis longtemps, existait une contracture en flexion du poignet et de tous les doigts de la main gauche, avec anesthésie complète de la main et de l'avant-bras. Le savant professeur a pu, en l'hypnotisant, faire cesser cette impotence qui durait depuis six mois. Mais il ne se dissimule pas les dangers de ce nouveau genre de médication. L'exemple qu'il cite est accompagné d'une théorie complète, et voici les conclusions de son étude sur la thérapeutique médicale :

« De tout cela, nous conclurons : 1° que l'hypnotisme n'est pas un moyen thérapeutique à mettre entre les mains de tout le monde ; que son emploi doit être exclu-

---

1. *Semaine médicale*, 1885, n° 34, p. 281.
2. *Bulletin général de thérapeutique*, 15 avril 1886, p. 291.

sivement réservé aux médecins ; 2° que, même entre les mains du médecin, l'hypnotisme peut être mal appliqué et, dans certains cas, nuire au sujet ; que, par suite, son emploi (si la clinique le démontre utile) a des indications et des contre-indications comme tous les médicaments.

## IV

C'est surtout au point de vue de la morale et de la sécurité publique que l'hypnotisme présente de véritables dangers. En dehors de l'immoralité propre à ce spectacle, comparable à celui de l'ivresse, la suggestion permet de faire naître chez le sujet des pensées, des volontés, des sentiments, de les modifier, les étendre, de les faire varier à l'infini, de faire même disparaître la notion du moi [1].

Les spécialistes soutiennent qu'on peut, au moyen de la suggestion hypnotique, modifier les caractères, les instincts, les facultés intellectuelles. Quelques-uns y voient même un procédé de *vivisection morale et intellectuelle*. L'idée d'appliquer la suggestion hypnotique à la moralisation de l'individu a été émise pour la première fois par le docteur Philips (Durand de Cros). Le docteur Voisin, qui a pratiqué cette méthode, est parvenu à modifier les caractères de plusieurs malades atteintes

---

1. V. Taine. *De l'intelligence.* Note sur les éléments et la formation du moi ; 4ᵉ édition.

2

d'aliénation mentale. Quelques-unes, très grossières, sont devenues extrêmement polies ; d'autres, paresseuses, se sont mises au travail avec ardeur ; il suffisait de leur suggérer, pendant le somnambulisme, l'idée d'aller travailler à l'atelier de couture, une fois qu'elles seraient réveillées. Le docteur Liébault a pu provoquer par voie suggestive chez un enfant paresseux le goût du travail, et chez quelques personnes, de la répugnance pour le tabac et la boisson [1].

« On peut donc espérer, dit M. Voisin, que la suggestion posthypnotique, en supprimant ou du moins en atténuant les mauvais instincts, arrivera dans certains cas, à imprimer sur certaines natures perverses des habitudes de moralité, de discipline et de travail qui deviendront permanentes, et constitueront ainsi une véritable régénération, une transformation morale [2]. »

Si cela est vrai, il serait encore plus facile d'exciter, de développer les mauvais instincts, et l'hypnotisme, exploité par des fantaisies malsaines et une curiosité obscène, pourrait devenir un redoutable agent de démoralisation.

On remarque, en effet, que si les sentiments affectifs, le sentiment du beau, le sentiment esthétique, sont plus marqués pendant l'accès somnambulique, il en est de même des instincts pervers. On voit chez certains somnambules reparaître les penchants instinctifs au vol, à l'homicide.

Chez beaucoup de femmes, le somnambulisme s'accompagne d'une excitation de l'instinct génésique et

1. Bottey, *op. cit.* Notes, p. 274.
2. *Communication* au Congrès pour l'avancement des sciences de Blois, septembre 1884.

d'une diminution des sentiments de la pudeur. Dans un rapport, écrit à Genève, sur un refuge ouvert aux femmes de mauvaise-vie, on a dépeint la suggestion des désirs impurs survivant au réveil, la femme embrasée des sensations et des pensées qu'on lui a inculquées, et se jetant dans un accès de névrose, aux bras de ceux qui l'avaient endormie [1]. Certaines femmes habituellement très chastes et très réservées, se permettent dans cet état des paroles, des gestes dont elles rougiraient dans l'intervalle de leur accès, et sont accessibles aux plus basses impulsions.

Les suggestions pourront porter sur les sentiments même les plus délicats et les plus intimes. On pourra changer l'amitié ou l'amour en aversion, et réciproquement. « A une jeune infirmière fort gentille, J.L..., nous ordonnons, dit M. Bottey, d'aimer, lorsqu'elle sera réveillée, le garçon de la salle des morts, auquel, dans tout l'hôpital, s'attache un prestige qui tient assurément plus de la répulsion que du charme.

« Aussitôt réveillée, J. L... se met à pleurer, refusant absolument de nous dire la cause de ses larmes. Pressée de questions, elle finit par nous avouer qu'elle est attirée par une force qui la domine vers le garçon d'amphithéâtre, qu'elle trouve cependant « sale et dégoûtant » (ce sont ses propres expressions). Nous nous empressons de l'hypnotiser de nouveau et de laver à grande eau, par une suggestion négative, cette impulsion irrésistible et si anormale.

« A l'encontre du sujet précédent, nous persuadons

1. *Communication* à l'Académie des sciences, par M. Naville, de Genève, le 14 août 1886.

pendant l'état hynoptique, à Mig..., fiancée depuis quelque temps, que son futur époux est laid et qu'elle ne l'aime pas, en lui ordonnant que ces sentiments persistent à son réveil. Il est alors fort curieux d'entendre Mig... qui, tout à l'heure, nous faisait l'éloge de son fiancé, nous dire maintenant qu'il n'est pas si beau que cela (*sic*) et qu'elle ne sait pas si elle se mariera. La durée de cette impression fut environ de dix minutes, après lesquelles elle s'évanouit d'elle-même[1] ».

On ne peut songer sans effroi aux conséquences qui pourraient résulter de pareilles suggestions, et, comme l'a dit M. Liégeois : « Idées développées spontanément ou acquises par l'éducation, sentiments ou tendances, sympathies ou répulsions, amour ou haine, préjugés ou passions, tout cela peut être en un moment modifié, transposé, bouleversé ! Et ces modifications dureront un temps que je ne saurais encore déterminer ! Un tel résultat a parfois quelque chose d'effrayant ! C'est une impression que nous avons souvent recueillie de la bouche de quelques-uns des témoins de nos expériences[2].

## V

Un phénomène encore plus caractéristique, un effet plus immédiat de l'hypnotisme est l'anéantissement parfois complet de la volonté du sujet, à laquelle se subs-

1. Bottey, *loc. cit.*, p. 93-94.
2. Liégeois, *La suggestion hypnotique*, p. 173.

titue une volonté étrangère. *La spontanéité cérébrale a disparu* [1]. Toute personne mise en état de somnambulisme est un être inconscient, agissant suivant les différentes excitations qui se produisent sur son organisme cérébral. C'est un pur automate, sous le rapport physique et sous le rapport moral.

Qu'on déplace un des membres du sujet, de manière à ébaucher un mouvement qu'on veut lui faire exécuter, la sensibilité musculaire ainsi mise en jeu détermine en se réfléchissant dans les centres moteurs la continuation du mouvement commencé. Si l'on détermine chez l'hypnotisé, pendant quelques secondes, des mouvements rythmés quelconques (actions de battre les mains, de tourner les poings l'un autour de l'autre, d'élever, et d'abaisser alternativement les bras, etc.) et qu'on l'abandonne ensuite à lui-même, ces différents mouvements seront continués indéfiniment d'une façon automatique.

Si l'on fixe les yeux du sujet et qu'on se retire en arrière, il n'est pas rare de le voir s'attacher aux yeux de l'expérimentateur et le suivre partout où celui-ci se dirige. En faisant avec les mains le geste de le repousser on le verrait marcher à reculons [2].

Il y a aussi des faits d'imitation automatiques. Le sujet reproduit servilement tout geste, tout acte, toute parole du magnétiseur. Celui-ci ferme le poing, lève un bras, ouvre la bouche, envoie un baiser, etc., tous ces mouvements sont ponctuellement exécutés par le sujet, sans qu'il soit besoin de lui adresser une seule

1. Richet, *l'Homme et l'intelligence*, t. Ier, p. 202, Paris, 1884.
2. Bottey, *loc. cit.*, p. 42.

parole. Si l'on frappe des mains, si l'on siffle, il en fait autant, quand même ces actions s'exécuteraient derrière lui.

Heidenhain met un étudiant sur une chaise et lui dit d'en tenir les pieds avec ses mains. Après l'avoir hypnotisé et fixé dans cette position en déterminant les contractures des masses musculaires de ses membres supérieurs et inférieurs, il se met à marcher derrière lui, en faisant sonner ses pas. L'impression auditive réveille aussitôt l'impulsion à la marche, et l'on voit l'étudiant suivre son maître à reculons, tenant toujours sa chaise qu'il traîne derrière lui.

On prononce une phrase derrière le sujet, chaque son élémentaire est perçu et reproduit d'une manière automatique et réflexe. L'ensemble de ces sons reproduits est la phrase elle-même. On peut ainsi faire répéter au sujet des paroles quelconques, des phrases d'anglais, d'allemand, qu'il prononcera comme il les entend.

On pourrait, par le même procédé, lui donner des idées fixes, des impulsions irrésistibles, lui faire commettre les actes les plus contraires à son éducation, à ses habitudes, à son état moral ordinaire. Et, chose digne de remarque, la personne du magnétiseur est complètement indifférente. Toute personne présente, un mauvais plaisant, un ennemi, un criminel qui se serait glissé parmi les spectateurs, pourraient obtenir du sujet une obéissance passive, absolue. Quelquefois il résiste : mais le plus souvent on le fait obéir malgré lui. Il serait possible de l'armer d'un poignard et de diriger son bras contre lui-même ou contre autrui. Sur injonction, on le verra se percer la peau avec une aiguille, mettre les mains sur des charbons ardents, etc. M. Richet raconte avoir fait ramasser, par un de ses amis, un morceau de craie jusqu'à quinze fois.

Heidenhain, expérimentant sur son propre frère, le force à boire de l'encre, à mettre la main dans la flamme d'une bougie, à couper avec des ciseaux et d'un seul côté sa barbe.

M. Liégeois raconte qu'une jeune fille, qui se prêtait à quelques expériences, lui disait : « Je sens que si vous me disiez de me jeter par la fenêtre, je serais obligée de vous obéir[1]. »

M. Liébault parle d'une très jeune personne, à qui il avait fait croire qu'elle était au tribunal de la pénitence, et qui commença à lui faire une confession en règle. M. Brière de Boismont rapporte qu'une dame mise en somnambulisme par le professeur Blandin, et interrogée avec un peu trop de curiosité, finit par dire, avec une certaine hésitation, beaucoup de rougeur et d'embarras : « Mon Dieu ! j'ai aimé M... » Le médecin ne lui permit pas d'achever ; il la réveilla au moment où l'un des parents de la jeune femme s'approchait, demandant si l'expérience avait réussi[2].

MM. Demarquay et Giraud-Teulon ont fait des constatations analogues. Une dame hypnotisée par eux répondit à leurs questions par des confidences d'une nature si compromettante qu'ils s'empressèrent de la réveiller[3].

Cet automatisme, qui met le sujet dans l'impossibilité de se défendre contre les entreprises du magnétiseur, s'aggrave de la perte momentanée de la mémoire.

---

1. *De la suggestion hypnotique*, p. 205.
2. *Des hallucinations*, p. 357, Paris, 1862.
3. Demarquay et Giraud-Teulon, *Recherches sur l'hypnotisme*, p. 33, Paris, 1860,

A son réveil il ne se souvient plus de ce qu'il a fait pendant la crise. L'amnésie est plus ou moins complète suivant les cas ; elle est parfois absolue. Le sujet ne se rappelle rien de ce qui s'est passé. Il n'a même pas souvenir d'avoir été endormi. Quoi qu'il ait dit, fait, entendu ou éprouvé pendant l'accès, il n'en reste absolument rien. Une malade d'hôpital ayant bu son chocolat pendant l'hypnose, le cherchait vainement à son réveil et, indignée, furieuse, elle accusait sa voisine de le lui avoir dérobé. D'après Bernheim, l'état de la mémoire au réveil est influencé à volonté par la suggestion. On peut ordonner au sujet de tout se rappeler au réveil ou de ne se rien rappeler, ou bien de se rappeler toute autre chose que ce qui s'est réellement passé[1]. On a même remarqué que l'oubli intéresse non seulement la période de l'accès, mais encore les instants qui l'ont immédiatement précédée.

Le sujet étant un être inconscient, à la merci de l'opérateur, et ne pouvant se rappeler ce qui s'est passé pendant le sommeil somnambulique, on devine les odieux attentats qui pourraient être commis sur sa personne à l'aide de l'hypnotisme.

M. le docteur Bellanger a cité le fait d'un médecin qui abusa d'une de ses malades pendant des accès répétés de somnambulisme, sans que celle-ci, revenue à son état normal, en conservât le moindre souvenir. La pauvre femme, restée chaste de cœur et d'âme, se vit, avec une douleur et un étonnement inexprimables, devenir enceinte, et cela pendant une longue absence de son mari. Minée par la honte d'un crime qu'elle n'avait pas

---

1. *De la suggestion* dans l'état hypnotique et dans l'état de veille.

commis sciemment, elle devint folle en même temps qu'elle devint mère [1].

M. le docteur Macario raconte également qu'une jeune fille a pu être victime d'une tentative de viol, sans en avoir conservé le souvenir au réveil. Ce ne fut que dans un second sommeil qu'elle révéla à sa mère les manœuvres criminelles dont elle avait été l'objet [2].

En 1858, d'après M. Charpignon, un rapport fut demandé à MM. les docteurs Cotte et Broquier, ce dernier directeur de l'École de médecine de Marseille, sur la question de savoir si une jeune fille avait pu être rendue mère contrairement à sa volonté pendant le sommeil artificiel. La conclusion de ces médecins fut affirmative, et M. Devergie, membre de l'Académie de médecine, adhéra à leurs avis [3].

## VI

On pourrait abuser des sujets, non seulement pendant le sommeil hypnotique, mais encore à l'état de veille.

On peut, en effet, pendant l'état, soit cataleptique, soit somnambulique, intimer au sujet des ordres à accom-

1. Docteur Bellanger, *Le magnétisme*, vérités et chimères. etc., p. 207, Paris. 1854.

2. Docteur Macario, *Du sommeil, des rêves* et du *somnambulisme*, p. 120, Lyon, 1857.

3. Docteur Liébault, *Du sommeil*, etc., p. 528, cité par M. Liégeois, *loc. cit.*, p. 197.

plir après le réveil, à une échéance variable et déterminée par l'opérateur, l'auteur de l'acte suggéré restant inconnu du sujet : Bernheim, Liébault, Bottey, Dumontpallier, etc., ont démontré que les suggestions d'actes peuvent se faire non seulement pour le temps qui suit immédiatement le sommeil, mais pour un délai ultérieur plus ou moins long (plusieurs heures, plusieurs semaines, peut-être plusieurs mois). Un somnambule auquel on fait promettre pendant son sommeil qu'il reviendra tel jour, à telle heure, bien qu'à son réveil il n'ait aucun souvenir de sa promesse, reviendra presque certainement au jour et à l'heure désignés, et exécutera les actes ordonnés pendant le même sommeil. Ainsi une suggestion peut dormir inconsciente dans le cerveau où elle a été déposée pendant le sommeil, et n'éclore que le jour assigné d'avance pour son éclosion.

La lésion de l'attention et du jugement, l'affaiblissement de la volonté sont plus caractérisés à certains moments de l'hypnose.

Lorsque l'ordre doit être accompli peu de temps après le réveil, le sujet n'a pas le temps de le raisonner et l'exécute comme un automate dominé par une force plus puissante que sa volonté. Quand, au contraire, l'acte suggéré doit être accompli à une échéance assez longue, plusieurs heures, plusieurs jours ou plusieurs semaines, il se rend compte dans une certaine mesure de la gravité de l'action qu'il va commettre. Il essaye de réagir, mais le plus souvent il succombe dans cette lutte, entraîné par une impulsion irrésistible [1]. En cet état, on peut lui faire commettre les actions les plus en désaccord avec

1. Bottey, *op. cit.*, 145.

ses idées, sa moralité et son éducation. Assez souvent
même, ses forces sont décuplées, et c'est avec peine que
l'on parvient à le maintenir pour l'empêcher d'accomplir
les actions suggérées.

On cite un exemple émouvant de l'exploitation de
l'hypnotisme dans un but criminel et de l'influence suggestive que l'on peut acquérir à l'état de veille sur un
cerveau hypnotisable. C'est un fait judiciaire, emprunté
par le docteur Prosper Despines au compte rendu des
assises du Var (audiences des 29 et 30 juillet 1865). Nous
copions textuellement :

« Le 31 mars 1865, un mendiant arriva au hameau de
Guiols. Il avait vingt-cinq ans environ ; il était estropié
des deux jambes ; il demanda l'hospitalité au nommé H...
qui habitait ce hameau avec sa fille. Celle-ci était âgée
de vingt-six ans, et sa moralité était parfaite. Le men-.
diant, nommé Castellan, simulant la surdi-mutité, fit
comprendre par des signes qu'il avait faim. On l'invita à
souper. Pendant le repas, il se livra à des actes étranges,
qui frappèrent l'attention de ses hôtes, il affecta de ne
faire remplir son verre qu'après avoir tracé sur cet objet
et sur sa figure le signe de la croix. Pendant la veillée,
il fit signe qu'il voulait écrire. Alors il traça les phrases
suivantes : « Je suis le fils de Dieu, je suis du ciel, et
« mon nom est Notre-Seigneur ; car vous voyez mes
« petits miracles, et plus tard vous en verrez de plus
« grands. Ne craignez rien de moi, je suis envoyé de
« Dieu. » Puis il offrit de faire disparaître la taie qui
couvrait les yeux d'une femme alors présente. Il pré-
tendait connaître l'avenir et annonçait que la guerre
civile éclaterait dans six mois.

« Ces actes absurdes impressionnèrent les assistants

et Joséphine H... en fut surtout émue; elle se coucha tout habillée, par crainte du mendiant. Ce dernier passa la nuit au grenier à foin, et le lendemain, après avoir déjeuné, il s'éloigna du hameau. Il y revint bientôt, après s'être assuré que Joséphine resterait seule pendant toute la journée. Il la trouva occupée aux soins du ménage, et s'entretint pendant quelque temps avec elle à l'aide de signes. La matinée fut employée par Castellan à employer sur cette fille toute sa fascination. Un témoin déclara que tandis qu'elle était penchée sur le foyer de la cheminée, Castellan penché sur elle, lui faisait avec la main, sur le dos, des signes circulaires et des signes de croix; pendant ce temps, elle avait les yeux hagards. A midi, ils se mirent à table, ensemble. A peine le repas était-il commencé que Castellan fit un geste comme pour jeter quelque chose dans la cuiller de Joséphine. Aussitôt la jeune fille s'évanouit. Castellan la prit, la porta sur son lit et se livra sur elle aux derniers outrages. Joséphine avait conscience de ce qui se passait; mais, retenue par une force irrésistible, elle ne pouvait faire aucun mouvement, ni pousser aucun cri, quoique sa volonté protestât contre l'attentat qui était commis sur elle. Elle était évidemment en léthargie.

« Revenue à elle, elle ne cessa pas d'être sous l'empire que Castellan exerçait sur elle, et, à quatre heures de l'après-midi, au moment où cet homme s'éloignait du hameau, la malheureuse, entraînée par une influence mystérieuse, à laquelle elle cherchait en vain à résister, abandonnait la maison paternelle et suivait éperdue ce mendiant, pour lequel elle n'éprouvait que de la peur et du dégoût. Ils passèrent la nuit dans un grenier à foin, et le lendemain ils se dirigèrent vers Collombrières. Le

sieur Sauteron les rencontra dans un bois et les amena
chez lui. Castellan lui raconta qu'il avait enlevé cette
jeune fille après avoir surpris ses faveurs. Joséphine
aussi lui fit part de son malheur, en ajoutant que, dans
son désespoir, elle avait voulu se noyer. Le 3 avril, Castellan, suivi de cette jeune fille, s'arrêta chez le sieur
Condroyer, cultivateur. Joséphine ne cessait de se
lamenter et de déplorer la malheureuse situation dans
laquelle la retenait le pouvoir irrésistible de cet homme :
« Amenez la femme la plus forte et la plus grande,
« disait-elle, et vous verrez si Castellan ne la fera pas
« tomber. »

« Joséphine, craignant d'être l'objet de nouveaux
outrages, demanda à coucher dans une maison voisine.
Castellan s'approcha d'elle au moment où elle allait sortir, et, la saisissant par les hanches, elle s'évanouit.
Puis, bien que, d'après la déclaration des témoins, elle
fût comme morte, on la vit, sur l'ordre de Castellan,
monter les marches de l'escalier, les compter sans commettre d'erreur, puis rire convulsivement. Il fut constaté
qu'elle se trouvait alors complètement insensible ; cet
état était évidemment du somnambulisme.

« Le lendemain, 4 avril, elle descendit dans un état
qui ressemblait à de la folie ; elle déraisonnait et refusait
toute nourriture ; elle invoquait tour à tour Dieu et la
Vierge ; Castellan, voulant donner une nouvelle preuve
de son ascendant sur elle, lui ordonna de faire à genoux
le tour de la chambre, et elle obéit. Émus de la douleur
de cette malheureuse jeune fille, indignés de l'audace
avec laquelle son séducteur abusait de son pouvoir sur
elle, les habitants de la maison chassèrent le mendiant
malgré sa résistance. A peine avait-il franchi la porte

que Joséphine tomba comme morte. On appela Castellan; celui-ci fit sur elle divers signes, et lui rendit l'usage de ses sens. La nuit venue, elle alla se reposer vers lui.

« Le lendemain, ils partirent ensemble. On n'avait pas osé empêcher Joséphine de suivre cet homme. Tout à coup on la vit revenir en courant ; Castellan avait rencontré des chasseurs et, pendant qu'il causait avec eux, elle avait pris la fuite. Elle demandait en pleurant qu'on la cachât, qu'on l'arrachât à cette influence. On la ramena chez son père et, depuis lors, elle ne paraît pas jouir de toute sa raison.

« Castellan fut arrêté le 14 avril. Il avait déjà été condamné correctionnellement. La nature paraît l'avoir doué d'une puisance magnétique peu commune.

« C'est à cette cause qu'il faut attribuer l'influence mystérieuse qu'il avait exercée sur Joséphine, dont la constitution se prêtait merveilleusement au magnétisme, ce qui a été constaté par diverses expériences auxquelles l'ont soumise des médecins. Castellan reconnut que c'était par des passes magnétiques qu'il avait causé l'évanouissement de Joséphine qui précéda le viol. Il avoua même avoir eu deux fois des rapports avec elle dans un moment où elle n'était ni endormie ni évanouie, mais où, se trouvant en léthargie, elle ne pouvait donner un consentement libre aux actes coupables dont elle était l'objet. Les rapports qu'il eut avec elle, la seconde nuit qu'ils passèrent à Capelade, eurent lieu dans d'autres conditions, car, cette fois, Joséphine ne s'est pas doutée de l'acte coupable dont elle fut victime, et c'est Castellan qui lui raconta, le matin, qu'il l'avait possédée pendant la nuit. Deux autres fois il avait abusé d'elle de la même manière,

sans qu'elle s'en doutât, c'est-à-dire alors qu'elle était
en somnambulisme. »

Pendant son procès, Castellan fit preuve d'un sang-froid
et d'une audace extraordinaires. Il fit surtout parade de
ses talents magnétiques. Il eut l'impudence de proposer
au président des assises d'expérimenter sur lui son savoir.
Durant le réquisitoire du procureur de la République, il
fit plus. Il chercha, par la fixité de son regard, à magné-
tiser ce magistrat, et ce dernier dut le contraindre à bais-
ser les yeux.

Joséphine, une fois soustraite à l'influence de cet
homme, recouvrit à peu près la raison. Devant la cour,
elle fit la déclaration suivante : « Ce misérable exerçait
sur moi une telle puissance, à l'aide de ses gestes et de
ses passes, que je suis tombée plusieurs fois comme
morte. Il a pu alors faire de moi ce qu'il a voulu. Je
comprenais ce dont j'étais victime; mais je ne pouvais
ni parler, ni agir, et j'endurais le plus cruel des sup-
plices. (Elle faisait allusion à ses accès de léthargie.) »
Trois médecins, les docteurs Hériart, Paulet et Théus,
furent appelés à éclairer le jury sur les effets du magnétisme. Ils confirmèrent, par leurs déclarations, les conclusions du rapport médico-légal rédigé à l'occasion de
cette affaire par les docteurs Auban et Roux (de Toulon).
Castellan fut condamné à douze ans de travaux forcés.

## VII

Les attentats à la pudeur ne sont pas les seuls dont les magnétisés pourraient être victimes entre des mains malhonnêtes ou criminelles. On pourrait les dépouiller, à leur insu, de tout ou partie de leur fortune, en leur faisant signer des actes de toutes sortes, obligations, quittances, donations, dans des circonstances telles qu'il serait presque impossible de découvrir la fraude.

Supposez un hypnotisé, créancier d'une obligation de 100 000 francs. Le magnétiseur s'est entendu avec le débiteur et, en l'absence de celui-ci, il obtient en sa faveur par suggestion une quittance en règle, revêtue de la signature du créancier et de toutes les formalités légales. Quand le créancier se présente pour se faire payer, on lui oppose une signature qu'il ne peut dénier. Il ne pourra se rappeler dans quelle circonstance il l'a donnée. Il s'adressera à la justice, mais comment établir la fraude? Il sera difficile de soupçonner le magnétiseur, qui paraîtra complètement désintéressé, et d'ailleurs il aura pu faire souscrire la quittance à une date qui lui permettra d'établir un alibi, si on l'accuse.

Qu'on ne dise pas que ce sont des suppositions chimériques. Une série d'expériences très significatives a démontré la possibilité de ces suggestions.

Voici quelques observations intéressantes recueillies par M. Liégeois :

« Mademoiselle E... reçoit facilement et réalise aussitôt toutes sortes de suggestions. Je lui dis : « — Je vous ai, vous le savez, prêté 500 francs ; vous allez me signer un billet qui constatera ma créance. — Mais, monsieur, je ne vous dois rien ; vous ne m'avez rien prêté. — Votre mémoire vous sert mal, mademoiselle ; je vais préciser les circonstances du fait. Vous m'avez demandé cette somme, et j'ai consenti volontiers à vous la prêter ; je vous l'ai remise hier, ici même, en un rouleau de pièces de 20 francs. » Sous l'action de mon regard, et en présence de mon affirmation, faite d'un ton de sincérité. Mlle E... hésite, sa pensée se trouble ; elle cherche dans sa mémoire ; enfin, celle-ci, docile à ma suggestion, lui rappelle le fait dont je viens d'évoquer le souvenir ; ce fait, pourtant imaginaire, a pris à ses yeux tous les caractères de la réalité ; elle reconnaît sa dette et signe un billet ainsi conçu :

« Je reconnais devoir à M. L... la somme de cinq cents « francs, qu'il m'a prêtée, et promets de la lui rembour- « ser le 1ᵉʳ janvier 1884.

« Nancy, le 30 novembre 1883.

« Bon pour cinq cents francs.

« Signé : E... »

« Madame O... est une jeune femme fort intelligente ; elle a reçu une excellente éducation ; elle résiste d'abord énergiquement à toute suggestion qui la place en dehors de la vérité des faits ; puis, peu à peu l'hésitation arrive, et finalement la pensée ou l'acte suggérés s'imposent à sa volonté défaillante. Je lui suggère l'idée qu'elle me doit 1 000 francs, j'ajoute que je désire avoir un billet signé d'elle. Elle se récrie ; je ne lui ai rien prêté et jamais elle ne reconnaîtra une dette qui n'existe pas. J'insiste. L'hésitation apparaît ; puis bientôt la lumière se fait et la conviction se forme. La mémoire revient à madame O... ; elle reconnaît devant témoin que mon prêt est réel, et elle souscrit le billet suivant :

« Au 1er janvier prochain, je paierai à M. L... ou à « son ordre, la somme de 1 000 francs, valeur reçue « comptant.

« Nancy, le 19 décembre 1883.

« Bon pour mille francs.

« Signé : O... »

« Une autre fois, en présence de son mari et de plusieurs autres personnes, j'affirme à la même madame O... qui pour tout le monde paraît être dans un état normal, qu'elle a promis de cautionner une dette de 100,000 francs, dont son mari est tenu envers moi. Elle nie d'abord qu'il ait jamais été question entre nous de rien de semblable ; puis, sur mon insistance, elle hésite, recherche, en quelque sorte, dans sa mémoire les linéaments d'un souvenir à demi-effacé, et enfin arrive à la conviction que je prétends lui imposer. Alors je lui fais écrire de sa propre main, sous ma dictée, l'acte suivant :

« Je déclare cautionner la dette de 100 000 francs

« contractée par mon mari le 15 juillet 1883 envers
« M. L...

« Bon pour cent mille francs.

« Signé : E. O...[1] »

M. Bottey rapporte également que plusieurs de ses
somnambules lui ont signé plusieurs heures après le
réveil, et en présence de témoins, des billets de 100 et
200 francs et même davantage, l'ordre leur en ayant été
donné pendant l'état hypnotique[2].

Ces faits pourraient être multipliés, mais ils parlent
assez d'eux-mêmes sans qu'il soit besoin d'insister.


## VIII


Les sujets peuvent être non seulement victimes, mais
encore devenir les instruments d'actes délictueux ou
criminels. Ils peuvent recevoir des suggestions invin-
cibles tendant à leur faire commettre ces actes, soit pendant l'hypnose, soit après l'accès, à des intervalles plus
ou moins éloignés. « Dans l'inertie d'attention où ils sont
arrivés, dit M. Liébault, ils ne peuvent se défendre d'ac-

1. M. Liégeois, *Suggestion hypnotique*, p. 182-83 et suiv.
2. E. Bottey, *loc. cit.*, *Magnétisme animal*, p. 141.

cepter les idées que l'endormeur leur impose ; ils tombent en son pouvoir, ils deviennent son jouet ; illusions, hallucinations, croyances fausses, perte du sens moral, impossibilité de résister aux suggestions vers le vice, mise à exécution des projets les plus dangereux pour soi ou pour les autres, etc., l'endormeur peut tout développer dans l'esprit des somnambules, le leur faire mettre à exécution non seulement dans leur état de sommeil, mais encore après qu'ils en sont sortis[1]. Chez les sujets qui ont été soumis à des séances antérieures d'hypnotisation, l'organe cérébral, en effet, est à ce point modifié que les facultés intellectuelles coordinatives (conscience, raison, jugement), perdent toute leur puissance, et la volonté semble anéantie. » Comme on l'a dit parfaitement : « c'est la reproduction expérimentale de l'altération de la volonté qu'on retrouve chez certains aliénés qui, eux aussi, voudraient bien, mais ne peuvent pas vouloir[2]. »

On pourrait ainsi, par voie de suggestions hypnotiques, faire commettre toutes espèces de délits et de crimes : dénonciations calomnieuses, faux témoignages, vols, faux en écriture publique ou privée, incendies, meurtres, empoisonnements.

« Et il ne faudrait pas croire, dit M. Liégeois, que pour produire des faits si extraordinaires, si peu connus, que beaucoup de personnes les jugeront impossibles, il soit nécessaire de prendre les allures d'un magnétiseur de profession, de faire asseoir le sujet dans un fauteuil, de fixer longuement ses yeux, de faire des passes, toutes

---

1. Docteur Liébault, *op. cit.*, p. 519.
2. M. Féré. Communication à la Société médico-psychologique, mai 1883.

circonstances qui appellent l'attention et peuvent provoquer une surveillance exacte et inquiète.

« Je n'ai pas eu besoin de recourir à tous ces moyens pour faire accepter les suggestions les plus criminelles. A l'état de veille, dans une condition qui, à tout esprit non prévenu, eût semblée normale, il m'a suffi de quelques secondes pour faire naître l'idée d'un meurtre, d'un empoisonnement, et faire passer à l'exécution. On pourrait en faire autant sans que personne s'en aperçût, n'importe où : à table, dans un hôtel, dans un salon, au théâtre, dans un compartiment de chemin de fer; que sais-je ?

« Bien plus, l'exécution peut n'être pas immédiate, elle peut être reportée à plusieurs heures, à plusieurs jours, peut-être à plusieurs mois ! Pendant tout ce temps, la pensée reste ignorée du patient, et elle est dans son cerveau à l'état latent comme une torpille qui ne doit éclater qu'au moment précis ; mais, le moment venu, elle se réveille et s'impose avec un caractère d'inexorable nécessité qui est vraiment effrayant[1]. »

La démonstration en a été faite par une série d'expériences, dont le résultat est confirmé tous les jours par de nouvelles observations.

M. Bottey persuada à A. R... qu'elle avait vu un M. A. L... empoisonner une vieille femme avec du laudanum, et elle s'empressa, aussitôt réveillée, de faire sa dénonciation à qui de droit.

M. le docteur Bernheim mentionne un fait analogue. « Pendant son sommeil, dit-il, je demande à Marie G... quelle maison elle habite et quels sont ses locataires.

---

1. M. Liégeois, *loc. cit.*, p. 203-204.

Elle me dit entre autres que le premier étage est habité par une famille, père, mère, plusieurs petites filles et un vieux garçon restant chez eux. Alors je lui dis ce qui suit : Le 3 août (il y a quatre mois et demi), à trois heures de l'après-midi, vous rentriez chez vous ; arrivée au premier étage, vous avez entendu des cris sortant d'une chambre, vous avez regardé par le trou de la serrure : vous avez vu le vieux garçon commettant un viol sur la plus jeune petite fille ; vous l'avez vu ; la petite fille se débattait, elle saignait ; il lui mit un bâillon sur la bouche. Vous avez tout vu, et vous avez été tellement saisie que vous êtes rentrée chez vous et que vous n'avez rien osé dire. Quand vous vous réveillerez, vous n'y penserez plus ; ce n'est pas moi qui vous l'ai dit ; ce n'est pas un rêve, ce n'est pas une vision que je vous ai donnée pendant votre sommeil magnétique ; c'est la réalité ; et si plus tard la justice vient faire une enquête sur ce crime, vous direz la vérité. Cela dit, je change le cours de ses idées, je détermine des suggestions plus gaies ; à son réveil, je ne lui parle plus de ce fait. Trois jours après, je prie mon ami, M. Grillon, avocat distingué, d'interroger cette femme comme s'il était juge d'instruction. En mon absence, elle lui raconte les faits dans tous leurs détails, donnant les noms de la victime, du criminel, l'heure exacte du crime ; elle maintient ses dires énergiquement ; elle sait quelle est la gravité de son témoignage ; si on l'appelle à comparaître devant les assises, malgré l'émotion qu'elle en ressent, elle dira la vérité puisqu'il le faut ; elle est prête à jurer devant Dieu et les hommes ! M'étant approché de son lit après la déposition, l'avocat, faisant office de magistrat, la fit répéter devant moi ce qu'elle avait dit. Je lui demandai si c'était bien la vérité, si elle n'avait pas rêvé; si ce n'était pas une vision comme celles que j'avais l'habitude de lui donner pendant son sommeil; je l'engageai à se défier d'elle-même. Elle maintint avec une conviction inébranlable son témoignage.

Cela fait, je l'endormis pour déraciner cette suggestion. Tout ce que vous avez dit au juge d'instruction n'est pas; vous n'avez rien vu le 3 août, vous ne savez plus rien : vous ne vous rappelez même pas que vous avez parlé au juge d'instruction; il ne vous a rien demandé, il ne vous a rien dit. A son réveil je lui dit : « Qu'avez-vous dit à monsieur, tantôt? — Je n'ai rien dit. — Comment, vous n'avez rien dit, répliqua le prétendu juge d'instruction. Vous m'avez parlé d'un crime qui a eu lieu dans votre maison le 3 août; vous avez vu le nommé X..., etc. Marie G... resta interdite. La nouvelle du crime la suffoquait : elle n'en avait jamais entendu parler. Quand M. X... insista, lui disant qu'elle-même avait signalé ce crime, elle n'y comprit rien; une violente émotion la saisit à la nouvelle qu'elle serait appelée en justice pour témoigner, et pour calmer cette émotion je dus l'endormir de nouveau et passer l'éponge sur toute cette scène véritablement effrayante de réalité. A son nouveau réveil, le souvenir de tout était effacé sans retour, et le lendemain, conversant avec elle et amenant à dessein la conversation sur les gens de la maison, elle m'en parla naturellement comme si jamais il n'en avait été question entre nous. »

Il serait tout aussi facile de suggérer la pensée du vol. « Nous disons à S. R., rapporte M. Bottey[1], que dans la

<hr>

1, *Loc. cit.*, p. 141,

journée, vers quatre heures, elle verrait une montre en
or sur une table et qu'elle ne pourrait résister à la tenta-
tion de la voler. A l'heure indiquée, c'est-à-dire sept
heures après l'hypnotisation, nous surveillons S. R. et
nous la voyons rôdant autour de la table en question, sur
laquelle nous avions placé notre montre. Elle la prend,
la regarde, puis la remet..., recommence ce manège
plusieurs fois ; enfin, après une lutte évidente en elle-
même, elle finit par la prendre brusquement et par la
mettre dans sa poche après avoir regardé si personne ne
la voyait. Lorsque dans la soirée nous avons voulu nous
faire restituer l'objet volé, nous avons assisté à une telle
scène de désespoir de la part de S. R., voleuse malgré
elle, que nous avons dû, par une nouvelle hypnotisation,
lui donner une suggestion négative qui lui fit oublier tout
ce qui s'était passé. »

A d'autres sujets le même observateur a fait tirer des
coups de revolver sur des personnes, tant amies qu'in-
connues, soit après le réveil, soit même plusieurs heures
et plusieurs jours après que l'ordre en avait été intimé.

M. Liégeois raconte[1] avoir produit chez une demoi-
selle E... un automatisme si absolu, une disparition si
complète de tout sens moral, de toute liberté, qu'il lui fit
tirer, sans souciller, un coup de pistolet à bout portant
sur sa mère. La jeune fille ignorait que le pistolet n'était
pas chargé. Tous les témoins de cette scène furent pro-
fondément impressionés.

Un dernier exemple fourni par le même observateur :
« Je présente, dit-il, à N... une poudre blanche dont il
ignore la nature, je lui dis : « Faites bien attention à ce

---

1. *Loc. cit.*, p. 179.

que je vais vous recommander. Ce papier contient de l'arsenic. Vous allez, tout à l'heure, rentrer rue de... chez votre tante, madame M... ici présente ; vous prendrez un verre d'eau, vous y verserez l'arsenic que vous ferez dissoudre avec soin, puis vous présenterez le breuvage empoisonné à votre tante. — Oui, monsieur. — » Le soir je reçois de madame M... un mot ainsi conçu : « M. M... a l'honneur d'informer M. L... que l'expérience a parfaitement réussi, son neveu a versé le poison. Quant au criminel, il ne se souvenait de rien, et l'on eut beaucoup de peine à lui persuader qu'en effet il avait voulu empoisonner une tante pour laquelle il a une profonde affection. L'automatisme avait été complet [1].

M. Bernheim cite un fait analogue [2].

Il n'est pas de crime qu'on ne pourrait faire ainsi commettre par des sujets travaillés, perfectionnés, comme on dit, qui deviendraient à leur insu les agents aveugles et dociles, les complices des plus dangereux malfaiteurs.

Ce n'est pas tout. On peut même par la suggestion, provoquer des suicides à échéances diverses. Des sujets, sur l'ordre de l'opérateur, pendant l'état hypnotique, se sont tiré des coups de revolver, soit immédiatement après le réveil, soit quelques heures après. D'autres se sont empoisonnés. « S. L..., dit M. Bottey [3], a avalé, deux jours après la suggestion, un breuvage noirâtre que nous avions fait recouvrir de la suscription *poison* sur étiquette rouge. Avant d'accomplir ce suicide présumé, elle avait eu soin d'écrire une lettre dans laquelle elle annonçait qu'elle allait se donner la mort et qu'il ne fallait en accu-

1. M. Liégeois, *loc. cit.*, p. 179.
2. *Op. cit.*, p. 34.
3. *Loc. cit.*, p. 145.

ser personne. Le plus curieux, fut que, lorsqu'elle eut ingurgité ce poison, qui n'était autre que de l'eau colorée, elle ressentit de violentes coliques, dont nous eûmes toutes les peines du monde à la dissuader. »

## IX

On se demande comment il n'a été pris en France aucune mesure pour empêcher la vulgarisation et l'exploitation de pratiques aussi dangereuses. Des protestations commencent à s'élever, et divers moyens ont été proposés pour combattre l'abus de l'hypnotisme.

A la suite de la lecture du mémoire de M. Liégeois sur la suggestion hypnotique, M. Franck disait à l'Académie des sciences morales et politiques :

« S'il est vrai que l'hypnotisme peut réduire la nature humaine à l'état d'avilissement et de dégradation qu'on se plait à décrire, il ne devrait pas être permis de s'en faire un jeu et de l'offrir en spectacle à une réunion de curieux et de désœuvrés. La loi ne devrait permettre de le mettre en expérience que pour le soulagement de l'humanité, que pour la guérison de certaines souffrances, que pour prévenir cette dégradation dont on amuse la curiosité publique. Elle devrait imposer par conséquent des conditions de savoir et de discrétion aujourd'hui complètement méconnues. La loi punit l'ébriété quand elle franchit le seuil du domicile privé. L'hypnotisme poussé à ses derniers effets nous présente un spectacle bien plus affligeant pour la dignité humaine, et ce ne serait que justice de l'interdire en dehors des hôpitaux et des amphithéâtres de médecine.

Tout récemment, M. Arthur Desjardins, exprimant son avis sur une communication faite à l'Académie des sciences par M. Naville (séance du 14 août 1886), s'élevait encore avec plus d'énergie contre les pratiques de l'hypnotisme. D'après l'honorable académicien, ces pratiques, s'il faut regarder comme acquis les résultats annoncés par un certain nombre de savants, portent une atteinte profonde aux droits de l'humanité, et doivent être signalées à la réprobation de tous les honnêtes gens. M. Desjardins soutient que l'hypnotisé n'a pas le droit de se laisser hypnotiser. Il enfreint une loi morale en se plaçant à la disposition absolue de l'hypnotisant. L'homme est-il ou n'est-il pas libre? La liberté humaine est une vérité d'ordre psychologique. Nous nous voyons, nous nous sentons libres. C'est pourquoi la morale pure et la morale appliquée ont proscrit l'esclavage. Quoi! s'écrie-t-il, nos lois, en haine de l'esclavage, défendent à l'homme d'engager à vie ses services! Quoi! cette forme de la servitude est proclamée dangereuse, immorale et contraire à l'ordre public! Cependant cet engagement n'enchaîne que le corps, et l'engagé conserve la libre disposition de sa personne morale. Que penser de la convention qui asservit à la fois le corps et l'âme? Qui livre à un maître impitoyable et tout-puissant l'individu tout entier? L'homme n'a pas le droit de se réduire à cette servitude, la plus dure et la plus honteuse de toutes les servitudes. Il n'a pas le droit d'abdiquer son *humanité*.

Moins exclusif, M. le professeur Friedberg a formulé

le vœu : « qu'il soit interdit d'hypnotiser une personne sans qu'elle ait donné son consentement formel et sans la présence d'un médecin responsable. »

Un médecin distingué de Besançon, M. L. Baudin, ancien professeur d'hygiène à l'école militaire de Saint-Cyr, voudrait que l'exercice de l'hypnotisme fût encore entouré de plus de garanties. Voici comment il s'exprime au sujet de plusieurs représentations données au théâtre de Besançon par M. de Torcy et suivies de nombreuses séances publiques dans les divers cercles et grands cafés de la ville. « Il faut que l'hypnotisme soit confiné aux mains des médecins, et des médecins seuls, et j'ajoute que, même dans ces conditions, son exercice doit être entouré d'un certain nombre de garanties, telles que l'obligation, pour l'opération, du concours de deux médecins et d'un membre de la famille de l'hypnotisé ou tout au moins d'une tierce personne chargée de suppléer ce dernier, si besoin est. En attendant qu'une loi dans ce sens ait été déposée, étudiée et votée, je considère que nos autorités locales pourraient avec fruit, user des pouvoirs dont elles disposent pour imiter l'exemple que nous ont donné déjà l'Autriche et l'Italie[1]. »

Nous demandons que cette loi, dont nous avons cru démontrer la nécessité, soit proposée et votée d'urgence : mais nous pensons que cette mesure législative ne peut être prise isolément, qu'elle doit se rattacher à l'ensemble de la législation médicale, et comme cette partie de nos lois est à reviser entièrement, nous allons essayer, en élargissant la question, de poser les bases d'un projet de loi.

---

1. *Revue franc-comtoise* du 20 juin 1886, p. 125.

L'hypnotisme est une pratique médicale et scientifique, particulièrement délicate et dangereuse. Il faut donc la rattacher à l'exercice de la médecine, la soumettre aux lois spéciales qui régissent la matière, et pour faire concorder toutes les parties de la législation médicale, il serait bon d'en profiter pour refondre la loi surannée du 19 ventôse an XI, qui fait encore aujourd'hui la base de cette législation.

Cette loi, rédigée non sous l'empire de notre Code pénal actuel, mais sous celui du Code des délits et des peines de l'an IV, est, tout le monde en convient, obscure, incomplète, insuffisante. Elle manque de précision, et le vice de sa rédaction a soulevé dans l'application un grand nombre de difficultés pratiques et de questions controversées en doctrine et en jurisprudence. Elle est surtout défectueuse dans sa partie. pénale. Bien qu'elle ait pour but de protéger la vie humaine, elle punit d'une simple amende l'exercice illégal de la médecine, sauf le cas de récidive, où l'amende est double et les délinquants peuvent, en outre, être condamnés à un emprisonnement qui n'excédera pas six mois (art. 36).

On y trouve un certain nombre d'injonctions et de prohibitions dépourvues dans le texte de sanction pénale. Les magistrats, chargés de l'appliquer, sont obligés, pour y suppléer, de recourir à d'anciens règlements, dont ils prononcent les pénalités par voie d'interprétation. Il s'est ainsi formé une jurisprudence indécise, discutée sur plusieurs points, une sorte de justice d'expédients qui n'aboutit qu'à une répression inefficace. Quelquefois même l'impunité est assurée. Telles pratiques, tels agissements plus dangereux que le maniement des poisons, échapperont à la justice parce qu'ils ne pourront être considérés comme des faits se rattachant plus ou moins directement à l'exercice illégal de la médecine. Une nouvelle loi serait donc nécessaire. Elle est réclamée depuis longtemps par le corps médical, dans l'intérêt de la santé publique. A diverses reprises, notamment en 1823, cette réforme fut tentée, mais sans résultat. En 1845, un congrès médical se réunit à Paris pour examiner la question, et ses discussions furent publiées sous le titres d' « Actes du congrès médical de France. » En 1847, M. de Salvandy présenta à la Chambre des pairs un projet de loi sur l'exercice de la médecine, qui fut l'objet d'une vive et brillante discussion. Ce projet exigeait des conditions de moralité de la part des médecins et interdisait l'exercice de l'art médical à ceux qui avaient encouru certaines condamnations déterminées. La peine contre l'exercice illégal de la médecine était notablement aggravée. Le projet, adopté par la Chambre des pairs, ne put être discuté à la Chambre des députés à cause de la révolution de 1848. La réforme est encore à faire. C'est aujourd'hui surtout qu'elle s'impose avec la nécessité de comprendre les pratiques de l'hypnotisme parmi celles dont l'exercice est réservé à la profession médicale.

Cette assimilation du somnambulisme provoqué à l'art médical, tout en réalisant un progrès, ne suffirait pas pour remédier au mal sans une sanction efficace. La loi qui régit l'exercice de la médecine s'est, en effet, proposée un double but. Elle a voulu protéger le corps médical en même temps que la santé publique contre les ignorants et les empiriques, et elle en tient compte en réprimant les infractions, car l'exercice illégal de la médecine peut être inoffensif et même soulager le malade. Il en est tout autrement de l'hypnotisme. Outre l'atteinte portée à la liberté et à la dignité humaine, outre le spectacle dégradant et le scandale inévitable des séances publiques, nous avons vu les inconvénients de ces pratiques, les dangers qui en résultent au point de vue de la santé, de la morale et de la sécurité publiques, que ces pratiques s'exercent publiquement ou à huis clos.

Il faut donc les soumettre à un contrôle sévère, et le législateur en doit prévenir l'abus par une répression énergique.

Nous proposerons, en conséquence, la nécessité de réformer la loi de ventôse étant admise, d'ajouter au projet de la loi destinée à la remplacer le paragraphe suivant, dont la rédaction définitive dépendrait évidemment de la combinaison et des termes des autres articles de la loi :

« Article 1<sup>er</sup>. — Nul ne pourra exercer les pratiques du somnambulisme et de l'hypnotisme, s'il n'est autorisé à exercer la médecine et sans l'assistance d'un second médecin et l'autorisation écrite du sujet à endormir. Les séances et représentations publiques de somnambulisme et d'hypnotisme sont interdites en dehors des écoles et laboratoires légalement reconnus.

« Article 2. — Toute infraction à l'article qui précède sera punie d'un emprisonnement de six jours à deux ans et d'une amende de 16 à 2.000 francs, ou de l'une de ces deux peines seulement.

« L'article 463 du Code pénal pourra être appliqué. »

Ce projet, appuyé sur des considérations du plus haut intérêt social sera-t-il plus heureux que tous ceux auxquels a survécu l'immuable loi de ventôse ?

Paris. — Imp. E. Capiomont et V. Renault, rue des Poitevins, 6.